# CONTRIBUTION

A

# L'ÉTUDE DE L'HÉMATOSALPINX

PAR M. ÉMILE CAMELOT,

Interne des Hôpitaux.

*Mémoire pour le Prix de l'Association des anciens Élèves des Facultés catholiques.*

LILLE,

AU BUREAU DU *JOURNAL DES SCIENCES MÉDICALES*,

56, RUE DU PORT.

—

1892.

# CONTRIBUTION

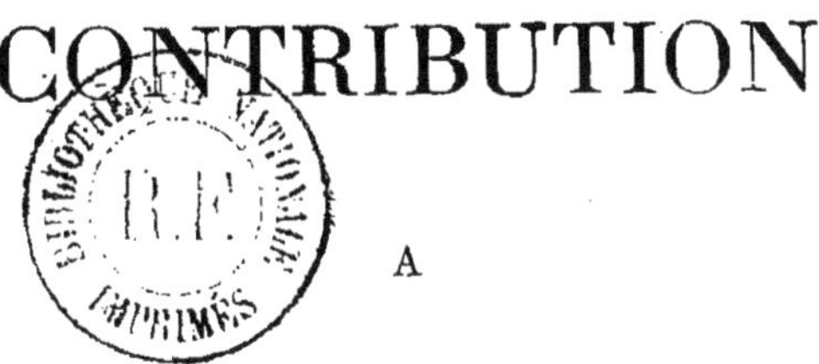


A

# L'ÉTUDE DE L'HÉMATOSALPINX

PAR M. ÉMILE CAMELOT,

Interne des Hôpitaux.

*Mémoire pour le Prix de l'Association des anciens Élèves des Facultés catholiques.*

LILLE,

AU BUREAU DU *JOURNAL DES SCIENCES MÉDICALES*,

56, RUE DU PORT.

1892.

# CONTRIBUTION

A

# L'ÉTUDE DE L'HÉMATOSALPINX

PAR M. ÉMILE CAMELOT,
Interne des Hôpitaux.

---

L'étude de l'hématosalpinx est à l'ordre du jour. Deux éléments de cette importante affection, la pathogénie et l'anatomie pathologique ont été tout récemment l'objet de travaux intéressants, de recherches patientes. Il est donc très utile, à notre avis, de publier tous les cas susceptibles d'apporter quelque éclaircissement sur la question. C'est ce qui nous a engagé à relater trois observations prises, durant notre internat, dans le service de M. le Professeur Duret. Et à ce propos, nous avons jugé bon de faire une sorte de revue générale de l'hématosalpinx. Jusqu'ici, en effet, les traités classiques ne se sont occupés de ce sujet que d'une façon tout à fait accessoire; il a, du reste, été en grande partie transformé par les recherches récentes. C'est dans ces recherches, contrôlées par nos propres observations, que nous avons puisé les éléments de cette étude.

Nous prions M. le Professeur Duret, qui nous a inspiré ce travail, d'en accepter l'hommage comme gage de notre reconnaissance.

## Historique.

Une des premières observations anatomiques d'hémato-salpinx est due à Béraud (1). Depuis, les faits se sont multipliés, et les anatomo-pathologistes n'ont plus eu qu'une préoccupation : expliquer cette hémorrhagie tubaire. C'est dire que l'histoire de l'hématosalpinx se confond en grande partie avec celle de sa pathogénie. Aussi serons-nous bref sur ce chapitre.

Dès le début, un certain nombre de cas d'hématosalpinx s'expliquèrent tout naturellement par des malformations congénitales, par une atrésie des voies génitales, occasionnant l'hématocolpos, l'hématométrie et enfin l'hématosalpinx. Mais la même étiologie ne pouvait être invoquée toujours. Tout d'abord, on accusa le *reflux du sang* de l'utérus par l'*ostium uterinum*. Les faits démontrèrent bientôt l'insuffisance de cette théorie. Alors, dans une période à laquelle se rattachent les noms de Puech, Aran, Bernutz, Courty, on considère l'hémorrhagie tubaire comme un phénomène physiologique : la trompe saigne normalement pendant la menstruation ; seule, la rétention constitue le phénomène pathologique. Dans une période suivante, intervient l'inflammation. Les travaux de Cornil et Terrillon (2) consacrent la nouvelle théorie. Nous en retrouvons les échos dans les thèses de Lavie, Monprofit, Guèmes (Paris, 1888), et Coulom (Bordeaux, 1890).

Tout récemment, d'autres travaux sont venus jeter un jour nouveau sur l'anatomie pathologique et la pathogénie de l'hématosalpinx : l'épanchement de sang dans la trompe serait très souvent, sinon toujours, le résultat d'une grossesse tubaire avortée. De nombreux auteurs se sont occupés de cette question en Amérique, en Angleterre, en Allemagne. En France, les recherches histologiques de M. Pilliet ont grandement contribué à la résoudre ; elles ont inspiré les thèses de

(1) Becquerel. Maladies de l'utérus, 1859.

(2) Cornil et Terrillon. Archives de Physiologie, 1887.
Cornil. Anatomie pathologique des métrites et des salpingites, 1889

Dagot (1891) et de Christoyanaki (1892). Nous y reviendrons dans le chapitre suivant.

### Pathogénie.

Nous n'avons pas en vue, dans ce travail, l'hématosalpinx dû à une malformation des organes génitaux. Dans le cas d'atrésie congénitale, il est évident que, si l'état des ovaires et des muqueuses tubaire et utérine permet aux phénomènes menstruels de s'effectuer, le sang va s'accumuler dans les différents points du canal génital ; il y aura alors hématocolpos, hématométrie et hématosalpinx. C'est là un fait admis par tous les auteurs.

Cet accord n'existe pas lorsqu'il s'agit d'expliquer l'accumulation du sang dans la trompe, en dehors de toute malformation congénitale.

Il y a peu d'années encore, l'hématosalpinx était considéré toujours comme le résultat d'une rétention pure et simple du flux menstruel. Pour les uns, le sang provenait uniquement de l'utérus : c'était la *théorie du reflux*. Établie surtout par Aran, dans ses « Leçons cliniques sur les maladies de l'utérus et des annexes », défendue par Bernutz, cette théorie était encore récemment admise par Scanzoni, Braun, Veit, etc.... En 1885, Emmet disait : « Je n'ai jamais vu un cas d'accumu-
» lation de sang dans les trompes de Fallope qui ne soit secon-
» daire à la rétention du sang menstruel dans l'utérus, et
» comme tel, pareil cas ne saurait être considéré comme
» constituant une affection à part. »

Que devons-nous penser de cette théorie ? La pénétration du sang de l'utérus dans les trompes est-elle possible ? — Les expériences nombreuses entreprises dans ce but par Sauvages, Vidal de Cassis, Guyon, etc..., les observations d'accidents graves consécutifs aux injections intra-utérines et attribués à la pénétration des liquides dans le péritoine, permettent de répondre affirmativement à cette question. — Encore faut-il que certaines circonstances viennent faciliter ce reflux du sang ; telles sont : du côté des trompes, « la béance exagérée (Duncan), la rigidité de leurs parois (Oldham), leur embouchure anormale, ou leur direction plus ou moins verticale » (1) ; du côté de l'utérus, les flexions, l'atrésie du col (2). — Et même dans ces conditions, le fait doit être peu fréquent. En effet, si l'on observe des cas de rétention menstruelle avec dilatation des trompes, il n'est pas rare de voir des cas où il n'existe aucune communication entre la collection tubaire et la collection utérine (3). Il faut bien admettre ici que le sang vient de la trompe elle-même.

Pour Puech et autres. il en est toujours ainsi. La trompe participe à l'hémorrhagie menstruelle ; pour une cause quelconque, oblitération de l'*ostium uterinum*, atrésie ou inflexion de la trompe, le sang exhalé par la muqueuse tubaire est retenu dans l'oviducte : l'hématosalpinx est constitué. Un pas de plus, et nous arrivons à la *théorie de l'inflammation*, *de l'hématosalpingite.*

Il semble incontestable que la trompe soit le siège d'un écoulement sanguin menstruel, analogue à celui de l'utérus. Cette hémorrhagie physiologique, admise par Puech, Lee, Pouchet, etc..., a été défendue récemment par L. Tait. Puech, Trousseau et autres croyaient que c'était là la cause la plus fréquente de l'hématocèle rétro-utérine. De nombreuses autopsies, pratiquées chez des femmes mortes pendant la période menstruelle, ont démontré la présence du sang dans l'oviducte (Gendrin, Scanzoni). Lorsque, après une ovariotomie, les chirurgiens fixaient le pédicule dans la plaie abdominale, ils pouvaient observer, dans un tiers des cas d'après Spencer Wells, une sorte de flux menstruel ne disparaissant

(1) Guèmes. Thèse de Paris, 1888.

(2) M. Routier cite un cas d'hématosalpingite consécutive à l'occlusion du col utérin, occasionnée par une cautérisation trop énergique au chlorure de zinc. (*Semaine médicale*, 1890, p. 369).

(3) Gosselin. *Gazette des Hôpitaux*, 1867. — De très nombreux exemples ont été publiés depuis (Pozzi).

qu'avec l'oblitération de la trompe. Poncet, de Lyon (1), Lawson-Tait rapportent des faits de ce genre.

Nous devons donc admettre que le plus souvent, sinon toujours, la trompe ne reste pas étrangère aux modifications dont les organes génitaux sont le siège au moment de la ponte de l'ovule, qu'elle participe à la production du flux menstruel.

Que l'inflammation vienne oblitérer les orifices tubaires, nous aurons l'hématosalpinx.

Il ne faudrait pas en conclure que l'inflammation se borne à mettre un obstacle à l'écoulement du sang normalement sécrété par la muqueuse tubaire. Son rôle est plus actif ; elle est elle-même une cause d'hémorrhagie. C'est du moins ce qu'affirment les partisans de la *théorie de l'hémato-salpingite*. Cette théorie, jeune encore, puisqu'elle date des travaux de L. Tait, de Cornil et Terrillon, a été admise sans contestation jusqu'en ces derniers temps. Quoiqu'on en dise, elle doit encore, selon nous, être invoquée dans un grand nombre de cas. Si la trompe, à l'état normal, est le siège d'une hémorrhagie physiologique, il n'est pas étonnant que la trompe enflammée soit le siège d'une hémorrhagie pathologique. Elle ne fait, du reste, que suivre en cela la règle générale : « L'hémorrhagie, a dit Cruveilher, est l'attribut, l'apanage morbide des membranes muqueuses. » — La connaissance des lésions inflammatoires de la muqueuse tubaire nous aide singulièrement à comprendre le mécanisme de l'hémorrhagie. Ces lésions, nous le verrons plus loin, consistent surtout dans la production, sur la paroi interne de l'oviducte, de végétations analogues aux bourgeons charnus ; ces végétations, parfois très développées, sont aussi parfois très richement vascularisées. Qu'une cause congestive quelconque, telle que la ponte de l'ovule intervienne, les vaisseaux de néoformation se rompent et l'hémorrhagie est constituée. Il se produit là un phénomène analogue à ce qui se passe dans les séreuses :

(1) Thèse de Paris, 1878.

l'hématocèle vaginale ne reconnaît pas d'autre mécanisme.

L'enkystement du sang dans la trompe ne s'explique pas moins facilement par l'inflammation. Pour que l'hémorrhagie tubaire s'enkyste, il suffit que les orifices soient oblitérés. Nous savons avec quelle facilité se produit cette occlusion. La rétraction des fibres musculaires de l'extrémité de la trompe, la soudure des franges par le dépôt de fausses membranes, l'accolement du pavillon à l'ovaire; voilà pour l'orifice péritonéal des causes d'oblitération que la salpingite réalise à chaque instant. Quand la communication persiste entre la trompe et la cavité péritonéale, l'hémato-salpingite peut devenir l'origine d'une hématocèle rétro-utérine. C'est ce qui s'est produit dans le cas qui fait l'objet de notre Observation II.

L'orifice utérin se ferme peut-être moins fréquemment; il suffit, du reste, que sa lumière soit seulement rétrécie au-dessous ne $0^{mm}5$ pour que les sécrétions tubaires ne puissent plus s'écouler dans la cavité utérine (Hennig).

Ce mécanisme nous paraît tout à fait applicable aux deux cas rapportés dans nos observations I et II. L'histoire de nos deux malades nous montre d'une façon remarquable la succession des deux processus : salpingite et hémorrhagie secondaire.

Un certain nombre de causes peuvent d'ailleurs favoriser la production de l'hémorrhagie dans les cas d'inflammation de la trompe. Il faut signaler ici les maladies générales dyscrasiques qui sont susceptibles de provoquer des extravasations sanguines au niveau de la muqueuse tubaire comme au niveau des autres muqueuses : rougeole, variole, scarlatine, purpura, choléra, intoxications, etc. Les maladies du cœur et des poumons, des reins, du foie, l'usage du corset, etc., peuvent jouer un rôle secondaire.

En dehors de toutes ces causes, n'y aurait-il pas, dans certains cas, une prédisposition spéciale aux hémorrhagies? Chez une de nos malades (Observation I) qui ne présentait aucune affection dyscrasique, chez laquelle rien ne faisait songer à l'hémophilie, nous avons observé, après la salpingectomie, un coryza et une angine hémorrhagiques, et, chose plus grave, un épanchement sanguin intra-péritonéal que nous ne croyons pas pouvoir être attribué à une insuffisance des ligatures. Nous n'insistons pas davantage sur ce fait. Pour nous, l'action prédominante, le rôle essentiel appartient à l'inflammation.

Tout récemment, une nouvelle théorie est venue s'ajouter à celle de l'hématosalpingite. Ses adeptes considèrent l'hématosalpinx comme le résultat d'une *grossesse tubaire avortée.* Ils se basent sur la constatation microscopique de l'existence de villosités placentaires au niveau de la muqueuse tubaire. Déjà en 1855, Ch. Robin avait fait cette constatation dans un cas d'hématosalpinx ; mais son observation est restée dans l'oubli, et c'est d hier seulement que date la théorie nouvelle (1890).

Défendue en Allemagne par Orthman, Keller, Klein, Veit, — en Angleterre par Lawson-Tait et Blaud Sutton (1890), par Alban Doran et Cullingworth (1), — en Amérique par Hanks, Tuttle, Hamilton, — elle n'a été l'objet en France que d'un très petit nombre de travaux, résumés dans les recherches histologiques de M. Pilliet. Ces recherches sont consignées dans les « Bulletins de la Société anatomique de Paris » (mars-avril-juin 1891), dans un travail de Dagot (2), et la thèse toute récente de Christoyanaki (3). Nous les exposerons au chapitre de l'anatomie pathologique. Il nous suffira de donner ici les conclusions de la thèse de M. Christoyanaki. Les voici :

1° L'étiologie de l'hémato-salpingite n'est pas unique.

2° L'inflammation est la cause de la très grande majorité des hémato-salpingites. Mais parmi les hémato-salpingites inflammatoires, on a rangé jusqu'ici, à tort, des affections qui reconnaissent une autre cause. Cette cause est la grossesse tubaire

---

(1) Voir *Semaine médicale*, 1891, p. 321.

(2) De la nature de quelques hématosalpinx. Thèse de Paris, 1891.

3) Contribution à l'étude de l'hématosalpinx. Thèse de Paris, 1892.

arrêtée dans son évolution. La connaissance de cette cause est de date récente.

3° L'histologie démontre péremptoirement l'existence, dans un grand nombre d'hémato-salpingites, d'un chorion et de villosités placentaires. L'œuf a disparu et le placenta est en voie de régression.

4° La régression du placenta s'accompagne d'hémorrhagies intra-tubaire et interstitielle qui font croire à une hémato-salpingite.

Bland Sutton est plus explicite encore : « De récentes observations, dit-il, servent à démontrer que la dilatation des trompes à laquelle s'applique plutôt le terme d'hématosalpinx, c'est la dilatation due à la grossesse tubaire. Mes observations me convainquent que tous les cas supposés d'être des cas d'hémato-salpingite sont réellement des grossesses tubaires. »

Selon nous, le seul tort de la théorie nouvelle est de vouloir supplanter toujours la théorie de l'hémato-salpingite. Si la grossesse tubaire est histologiquement démontrée dans un certain nombre de cas, il n'en reste pas moins vrai que très souvent l'inflammation seule doit être mise en cause. Celle-ci occupe, du reste, encore une place assez importante dans la pathogénie des grossesses tubaires elles-mêmes. N'est-ce pas, en effet, la salpingite qui, en s'opposant à la progression naturelle de l'ovule et du spermatozoïde, en faisant naître des adhérences qui brisent tout rapport entre l'ovaire et la trompe, force pour ainsi dire la fécondation à s'opérer et l'œuf à se fixer dans un lieu anormal ?

Des trois cas que nous avons observés, les deux premiers doivent être rangés parmi les véritables hémato-salpingites ; quant au troisième, il n'est pas douteux qu'il ne se rapporte à la *salpingite ovo-hémorrhagique*.

## Étiologie.

Les inflammations de l'utérus sont, sans contredit, la grande cause de l'hématosalpinx, qu'il soit d'origine inflammatoire ou qu'il soit dû à une grossesse tubaire arrêtée dans son développement. Nous avons vu, en effet, que la salpingite jouait un rôle dans les deux cas. Or, il est admis aujourd'hui, sans conteste, que l'infection de la trompe se fait de proche en proche, par propagation des germes infectieux de la muqueuse utérine à la muqueuse tubaire. Rappeler les causes des métrites, c'est donc faire l'étiologie des salpingites et, par conséquent, celle de l'hématosalpinx. Nous ne ferons que signaler ces causes : un avortement, un accouchement mal soigné, une exploration ou des manœuvres septiques, une infection blennorrhagique, la présence de corps fibreux dans l'utérus, etc. ; tel est le plus souvent le point de départ de l'inflammation utérine, et de la salpingite consécutive.

## Anatomie pathologique.

On a beaucoup étudié, dans ces dernières années, l'anatomie pathologique de l'hématosalpinx. Cornil et Terrillon ont montré par quels processus l'inflammation de la muqueuse tubaire aboutissait à l'hémorrhagie. Des auteurs plus récents, parmi lesquels nous avons déjà cité M. Pilliet, se sont attachés à rechercher, dans les collections sanguines de la trompe, les vestiges d'une grossesse tubaire avortée. Nos observations nous permettent d'admettre les deux formes anatomiques comme elles nous ont permis d'admettre les deux pathogénies. Nous aurons donc à décrire les lésions de l'hémato-salpingite proprement dite et ce que l'on a appelé l'*œuf apoplectique*. Nous emprunterons à MM. Cornil et Terrillon et à M. Pilliet les résultats de leurs recherches histologiques.

Ce qui frappe à première vue dans un cas d'hémato-salpingite enkystée, ce sont les modifications de forme et de volume de la trompe. Au lieu d'un cylindre étroit, peu sinueux, étendu transversalement sur les côtés de l'utérus, nous avons sous les yeux une tumeur plus ou moins irrégulière, bosselée, allongée en forme de boudin, décrivant des courbures variables. Au lieu de s'étendre à tout l'oviducte, la dilatation se cantonne souvent dans une de ses parties seulement, dans ses deux tiers externes le plus généralement. D'autres fois, la dilatation, très prononcée vers le pavillon, va diminuant graduellement jusqu'à l'orifice utérin : la trompe affecte alors la forme d'une poire dont la queue est fixée à la matrice.

Dans la grande majorité des cas, le pavillon a disparu par atrophie de ses franges ou par accumulation de fausses membranes. La surface extérieure de la trompe est irrégulière, tapissée de fausses membranes et d'adhérences rompues ; elle prend par places une coloration noirâtre, nettement ecchymotique.

Le volume de l'oviducte distendu est très variable : il atteint les dimensions du pouce, celles de l'intestin grêle, celles d'une orange et même plus. L. Tait a enlevé un hématosalpinx qui renfermait plusieurs litres de liquide.

De tels changements dans la forme et le volume de la trompe amènent nécessairement des modifications dans ses rapports avec les organes du petit bassin. Ainsi nous la voyons souvent accolée à l'ovaire, formant autour de lui une crosse à concavité inférieure. Au lieu de se diriger horizontalement de l'utérus vers la fosse iliaque, elle tombe le plus souvent dans le cul-de sac de Douglas ; des adhérences péritonéales les fixent dans cette nouvelle position. Plus rarement, elle vient se loger dans le cul-de-sac antérieur ; ou bien encore elle semble remonter du côté de l'ombilic et va contracter des adhérences avec les anses intestinales. Presque toujours, elle est fixée aux organes qui l'entourent par des travées fibreuses, plus ou moins nombreuses, plus ou moins résistantes, vestiges des poussées successives de pelvi-péritonite.

A l'incision, il s'écoule un sang noirâtre, lie de vin, sirupeux ; les caillots sont très peu nombreux, à peine en existe-t-il quelques traces sur les parois. — L'orifice utérin est souvent oblitéré ou tout au moins rétréci. La trompe peut, du reste, avoir subi un véritable cloisonnement plus ou moins complet, grâce à l'accolement, aux anastomoses réciproques des végétations de la muqueuse.

Les parois sont très manifestement amincies ; cependant, « cet amincissement n'est pas en rapport avec leur dilatation », c'est-à-dire que si la trompe saine avait subi la même distension, ses parois seraient plus minces encore (Cornil et Terrillon). Ceci s'explique par le fait du caractère hypertrophique que prend l'inflammation ; cette hypertrophie porte sur la tunique musculaire et aussi sur la muqueuse.

Sur la paroi interne, s'implantent les végétations de la salpingite. Très développées et richement vascularisées dans la salpingite non enkystée, ces végétations, véritables bourgeons charnus, ont, dans l'hématosalpinx, subi de par la distension une certaine atrophie ; elles sont plus ou moins ramifiées, anastomosées avec leurs voisines. Dans la trame conjonctive qui en forme la charpente, se pressent des cellules embryonnaires infiltrées de pigment sanguin. En leur centre, se trouve la lumière d'un vaisseau parfois important. Dans leur intervalle, la muqueuse est sillonnée par un riche réseau de capillaires gorgés de sang. Les cellules vibratiles qui forment le revêtement normal de la paroi sont aplaties par la compression ; par places, elles ont complètement disparu.

A côté de la forme enkystée que nous venons de décrire, nous pouvons signaler une forme que nous avons vue et qui emprunte sa particularité à la persistance de l'orifice péritonéal. On comprend aisément ce qui se passe alors : le sang épanché dans la trompe trouve une voie libre qui le conduit dans le cul-de-sac de Douglas, où il constitue l'hématocèle rétro-utérine. Décrire plus longuement cette forme serait empiéter sur le domaine de l'hématocèle ; nous préférons renvoyer à l'observation rapportée plus loin (V. observation II).

L'hématosalpinx dû à une grossesse avortée revêt une forme anatomique qui, le plus souvent, permet de reconnaître son origine. Extérieurement, l'aspect diffère peu de celui de la salpingite ; nous retrouvons les mêmes modifications dans les rapports, la forme, la coloration ; nous retrouvons les mêmes adhérences. Plus souvent cependant, la tuméfaction est arrondie, localisée, plus rapprochée habituellement de l'extrémité utérine que de l'extrémité frangée (Pilliet).

Après avoir ouvert la trompe, voici ce que nous constatons : « Au niveau de la tuméfaction, il existe un caillot formant à lui seul la majeure partie de cette tumeur. Ce caillot fibrineux et cruorique est comme enveloppé par une paroi formant cavité de réception. Ce caillot est résistant. On peut assez facilement le décoller de la cavité qui le contient en détruisant de minimes adhérences filamenteuses. Cette décortication présente cependant une importante particularité : elle se fait facilement sur la majeure partie du pourtour ; mais toujours il existe un point ou plutôt une zone au niveau de laquelle l'adhérence devient telle que la décortication est impossible.

Si l'on insiste fortement, on pourra vaincre cette adhérence, mais on constatera alors au niveau de ce que nous pourrions appeler l'insertion du caillot, que la paroi tubaire est extrêmement amincie ; parfois même il existe une perforation indiquant que l'union était en quelque sorte intime entre le caillot et la paroi tubaire. Cette union est capitale. Elle n'existerait pas bien évidemment s'il s'agissait d'un simple épanchement sanguin dans l'intérieur de la trompe, quelle qu'en fût d'ailleurs l'origine.

Si nous pratiquons une coupe de ce caillot, il pourra se présenter à nous avec un aspect homogène ; parfois il semblera former des couches concentriques ; au centre, on pourra trouver « une cavité ordinairement petite, tapissée par une membrane séreuse, lisse, et ne contenant rien autre qu'un liquide clair » (Pilliet). Cette cavité qui n'existe pas dans un caillot habituel, doit être considérée comme une véritable cavité amniotique. » (Christoyanaki, *loc. cit.*)

Si nous avons cité tout au long cette description, c'est qu'elle nous paraît correspondre d'une façon remarquable à ce que nous avons vu nous-même. Il suffira pour s'en convaincre de lire notre troisième observation : notre description, à part quelques variations de peu d'importance, semble n'être que la copie de la précédente.

Au centre du caillot, on trouvera, dans certains cas, une ébauche de fœtus.

Le reste de la trompe présente des lésions peu appréciables à l'œil nu. L'orifice du pavillon est ordinairement oblitéré (1); fréquemment, l'orifice utérin reste, au contraire, perméable. Comme dans l'hémato-salpingite, il a pu se produire une rupture de la trompe distendue ; à la collection tubaire se joint alors une hématocèle rétro-utérine.

Les caractères particuliers du caillot : consistance ferme, adhérence intime en un point, existence d'une cavité amniotique en son centre, ces caractères, visibles à l'œil nu, permettent presque à eux seuls d'affirmer l'existence d'une grossesse tubaire. L'examen microscopique est plus probant encore. Cet examen avait été fait, dans un cas, par Robin en 1854. Il décrivait longuement une membrane mince tapissant la face utérine du caillot et envoyant dans l'épaisseur de celui-ci des filaments ramifiés, et terminait par ces mots : « Ces ramifications ne sont autre chose que les villosités choriales, et achèvent de montrer que la membrane dont il s'agit est bien le chorion d'un œuf humain. » (In thèse Fenerly, 1855).

Les recherches de M. Pilliet sont venues confirmer, dans un certain nombre de cas, cette manière de voir de Robin. Nous les résumerons d'après les « Bulletins de la Société anatomique de Paris ».

Les coupes pratiquées de façon à comprendre à la fois la

(1) Tel n'est cependant pas l'avis de Veit (de Berlin). Après avoir distingué les hémato-salpingites des grossesses tubaires, il ajoute : Dans les premiers cas, il faut nécessairement que la trompe soit fermée à son extrémité abdominale, tandis que dans les cas de grossesse extra-utérine, elle reste ouverte ; c'est même par là que le sang s'écoule dans la cavité abdominale. — Je propose de réserver le nom d'hématosalpinx à la première catégorie des cas, et d'appeler les autres des môles tubaires. Cette distinction, basée sur un caractère visible à l'œil nu, est très importante, et ce procédé est beaucoup plus simple qu'une recherche minutieuse des villosités du chorion. (*Semaine médicale*, 1891, p. 220).

muqueuse tubaire et l'insertion du caillot montrent les détails suivants. La muqueuse de la trompe présente des franges épaissies, mais encore recouvertes de leur épithélium. Ces franges cessent brusquement au niveau de l'insertion du caillot ; en ce point, le chorion qui recouvre les muscles est lisse, mince et parsemé de grandes cavités sanguines et lymphatiques. De sa surface s'élèvent des prolongements grêles qui limitent des lacs sanguins.... Dans l'intérieur de ces lacs, pénètrent des villosités placentaires assez grêles et irrégulières, qui diffèrent des villosités du placenta en activité en trois points : rareté de leurs ramifications, pauvreté de leur réseau capillaire avec prédominance du tissu conjonctif à cellules étoilées, enfin diminution considérable du nombre des cellules multinuclées de l'ectoplacenta.

On retrouve donc là les caractères essentiels du placenta ; mais ses éléments sont en voie d'atrophie. En d'autres points, la régression des villosités est plus marquée. les hémorrhagies interstitielles plus considérables.

Au niveau de l'insertion du caillot, la paroi est richement vascularisée. Nous y trouvons des vaisseaux extrêmement dilatés et flexueux. « Ce sont, d'une part, les artères pelotonnées, presque hélicines, notablement épaissies par une prolifération considérable de leur tunique élastique, fort semblables, en un mot, à celles que l'on rencontre après l'accouchement au-dessous de l'insertion placentaire dans un utérus humain ; à côté se voient des veines sinueuses, étoilées et très larges qui sont béantes et ne présentent pas de processus de régression comme les artères. Les lymphatiques assez nombreux entourent tous ces vaisseaux qui forment des plans situés principalement à la partie externe de la trompe. L'endothélium de tous ces vaisseaux, sans exception, est notablement tuméfié.

Les fibres lisses des couches musculaires sont hypertrophiées, mais les plans qu'elles forment sont éparpillés tant par la présence des plexus vasculaires que par la dilatation excentrique de la trompe, en sorte que cette couche ne forme pas un feutrage serré. »

M. Pilliet termine cette étude histologique par les réflexions suivantes qui résument la pathogénie de cette variété d'hématosalpinx.

1° Tout d'abord, dans ces grossesses tubaires, la surface de placentation offerte par la trompe paraît le plus souvent insuffisante pour nourrir le fœtus : ou il ne dépasse pas un certain volume, ou il s'atrophie complètement.

2° La placentation, comme l'ont montré des recherches récentes, est le résultat d'une végétation d'un tissu ectodermique fœtal, l'ectoplacenta. — Ce tissu détruit la muqueuse maternelle, pénètre ses vaisseaux mis à nu et circonscrit les hémorrhagies qui en résultent.... Lorsque le fœtus est mort, les villosités placentaires qui ont pénétré les vaisseaux maternels à la suite de l'ectoplacenta, s'atrophient peu à peu. Il en résulte des hémorrhagies successives qui sont en partie circonscrites dans les cloisons placentaires restantes, et peuvent en partie s'écouler au dehors sous forme d'un sang noir et concrété....

3° L'insertion placentaire diminue considérablement l'épaisseur de la trompe au point où elle se fait, d'où la prédisposition aux ruptures dans cette forme de salpingite. »

De tout ce qui précède, il résulte que, dans un certain nombre de cas, la dénomination d'hématosalpinx devrait être abandonnée pour celle d'*œuf apoplectique*.

M. Pilliet pousse plus loin ses conclusions. A la suite de recherches nouvelles, il croit pouvoir affirmer l'origine placentaire d'une hémorrhagie tubaire, même lorsqu'il n'y a plus de villosités ; et cela, d'après la dénudation d'une portion circonscrite de la muqueuse, l'abondance des cellules interstitielles chargées de pigment jaune, et enfin la présence d'un lacis de vaisseaux très dilatés, oblitérés en certains points.

Heureusement pour l'hémato-salpingite, M. Cornil fait remarquer que ces raisons ne permettent pas de diagnostiquer sûrement une grossesse tubaire, car les mêmes modifications anatomiques peuvent se retrouver au voisinage d'un vulgaire caillot en voie de résorption (1).

Walther reconnaît l'origine placentaire d'un certain nombre d'hématosalpinx ; mais il s'en faut qu'il en soit toujours ainsi. Il recommande un examen minutieux et attentif, pour ne pas prendre pour des villosités choriales certains caillots qui en donnent d'ailleurs l'illusion. (In Thèse Christoyanaki).

## Symptomatologie.

L'hématosalpinx ne donne guère lieu à des phénomènes bien caractéristiques. Quelle que soit sa pathogénie, son histoire symptomatologique est à peu près l'histoire de toutes les salpingites. Celle-ci est trop bien connue aujourd'hui pour que nous insistions beaucoup sur ce chapitre.

Le début de la maladie est celui de toutes les affections du petit bassin. Après un avortement, un accouchement peu soigné, ou bien encore à la suite d'une blennorrhagie, se montrent des signes de métro-salpingite : menstruations irrégulières, leucorrhée, douleurs pelviennes accusées surtout au moment des règles. Il est rare que les signes de l'hémato-salpingite apparaissent en pleine santé. L'hémorrhagie intra-tubaire se produit, au point de vue clinique, sous trois formes différentes.

Dans une première catégorie de cas, le sang s'accumule insidieusement, par poussées successives, dans la trompe déjà dilatée. Ces épanchements répétés n'occasionnent que des troubles subaigus, des douleurs supportables avec exacerbations ; en somme, rien n'indique à quel moment précis l'affection a cessé d'être une salpingite simple pour devenir une hémato-salpingite.

D'autres fois, l'hémorrhagie s'annonce d'une façon plus bruyante : presque toujours à l'occasion des règles (c'est là un

(1) *Bulletins de la Société anatomique de Paris*, 1891. p. 328.

fait digne de remarque), la malade éprouve brusquement, dans la région pelvienne, une douleur vive, beaucoup plus accusée que les douleurs jusque-là ressenties; la menstruation est parfois subitement arrêtée; en même temps se montrent des phénomènes réflexes dont l'intensité peut être considérable : ballonnement du ventre, nausées et même vomissements.

Enfin, il est un troisième mode de début, presque foudroyant. Nous le retrouvons dans notre Observation III. Il se produit lorsque, par suite de la perméabilité de l'orifice du pavillon, ou par suite de la rupture de la trompe sous l'influence de la distension brusque, le sang tombe en assez grande abondance dans le cul-de-sac de Douglas. C'est la *forme cataclysmique* de Bernes : douleur subite et atroce, ballonnement du ventre, vomissements, anxiété respiratoire, altération du pouls, du facies, etc... C'est, en un mot, le début de l'hématocèle rétro-utérine. Si l'hémorrhagie est assez considérable, elle peut amener une syncope mortelle.

Quel que soit son mode d'apparition, l'hématosalpinx, simple ou accompagné d'hématocèle rétro-utérine, donne lieu à des troubles fonctionnels dont le principal est la *douleur*. Le siège de cette douleur n'est pas toujours exactement limité; cela s'explique, puisque l'utérus et le pelvi-péritoine participent plus ou moins à l'inflammation. Cependant, il y a souvent prédominance d'un côté de l'utérus, dans l'une ou l'autre des régions ovariennes, dans les deux si les lésions sont bilatérales. De ce centre, la douleur rayonne dans diverses directions : vers les lombes, le pubis, la région inguinale, la cuisse, le genou, etc. Souvent, elle s'accompagne de battements pénibles au niveau de l'aine. — C'est tantôt une pesanteur, tantôt une déchirure, une torsion. On a caractérisé ce syndrome douloureux du nom de *coliques salpingiennes*. Généralement continues, ces souffrances sont loin d'avoir toujours la même intensité. Chaque période menstruelle est le signal d'exacerbations parfois intolérables. Cette recrudescence des phénomènes douloureux au moment de la menstruation occupe, dans la symptomatologie de l'hématosalpinx, une place considérable, car on la retrouve dans tous les cas. Il est rare que les souffrances disparaissent complètement dans l'intervalle des règles. Nous avons eu néanmoins l'occasion d'observer une personne qui, avec un hématosalpinx volumineux, a pu, pendant plusieurs mois, vaquer à ses occupations, sans éprouver de malaise véritable. Seul, l'examen de la malade provoquait des douleurs.

Un certain nombre de circonstances peuvent influer sur la douleur pour la réveiller ou l'exaspérer : tels sont les efforts, le coït, la marche, la station debout.

A côté du symptôme *douleur* qui, nous le voyons, ne différencie pas nettement l'hémato-salpingite des autres variétés d'inflammation de la trompe, nous avons les *troubles de la menstruation*. Ici non plus, rien de pathognomonique. Nous avons signalé plus haut l'exacerbation des souffrances à la période cataméniale. Le flux menstruel est susceptible de modifications très variables, qui dépendent surtout de l'état de la muqueuse utérine. L'écoulement sanguin a tantôt une durée et une intensité plus considérables qu'à l'état normal ; tantôt, au contraire, la menstruation cesse. La femme qui fait l'objet de notre troisième observation a vu ses règles supprimées pendant les deux mois qui ont précédé l'opération.

Durant la période intermenstruelle, il existe fréquemment de la leucorrhée.

Puech a signalé, dans l'hématosalpinx, un phénomène particulier auquel on a donné le nom d'*aménorrhée distillante* : il consiste dans l'écoulement incessant, gouttes par gouttes, d'un sang plus ou moins altéré, mélangé au mucus utérin. Les règles véritables sont alors absentes. Ce fait, auquel certains auteurs ont attaché une grande importance, n'a rien de pathognomonique, et peut se rencontrer dans la métrite (Pozzi).

La perméabilité de l'orifice utérin rend possible l'évacuation du contenu de la trompe par l'utérus et le vagin (*hydrops-tubæ profluens sanguinolentus*). Mais il est toujours difficile d'affirmer, d'une façon certaine, que le sang ne vient pas de l'utérus (1).

Pour en finir avec les troubles fonctionnels, signalons les phénomènes dus à la compression des organes voisins par la trompe dilatée : constipation, douleurs de la défécation, troubles de la miction, etc. Pour être réalisés, ils exigent une grande distension de la trompe : c'est ce qui explique leur rareté, ou plutôt leur peu d'importance.

Les *symptômes généraux* sont souvent peu accusés dans l'hémato-salpingite. En dehors des crises douloureuses, surtout prononcées au moment des règles, les femmes sont parfois tout à fait bien portantes. C'est là un fait digne de remarque : l'hématosalpinx retentit peu sur l'état général, même lorsqu'il donne lieu à des douleurs continues. Évidemment, il faut attribuer cette tolérance de l'organisme à l'absence des phénomènes d'infection et de résorption. La *fièvre* est, en effet, une exception ; cette particularité peut aider singulièrement à diagnostiquer une collection sanguine d'une pyo-salpingite qui s'accompagne le plus souvent, sinon toujours, de fièvre, et qui conduit rapidement à l'hecticité et à la cachexie.

Néanmoins, malgré cette tolérance fréquente, l'hématosalpinx, comme toutes les affections de l'utérus et des annexes, peut déterminer des phénomènes d'ordre réflexe, dont les plus communs sont les troubles digestifs et les troubles nerveux : irritabilité, apathie, etc. Ces phénomènes, joints à des hémorrhagies abondantes dues à la métrite concomitante, finissent par compromettre la santé.

La stérilité est une suite fréquente de l'accumulation de sang dans la trompe.

---

(1) Nous croyons cependant avoir observé ce fait une fois. Il s'agissait d'une jeune femme qui, en prenant un bain, avait vu ses règles supprimées brusquement. Elle avait été prise en même temps de douleurs vives dans le bas-ventre et obligée de s'aliter. Il existait d'un côté de l'utérus une tumeur fluctuante. Quelque temps après, en dehors de la période menstruelle, la malade perdit par le vagin une petite quantité de sang vieux ; à la suite de cet écoulement, la collection tubaire diminua de volume.

*Signes physiques.* — Nous insisterons peu sur les signes fournis par l'examen direct des malades atteints d'hémato-salpinx. Ils ne diffèrent pas des signes ordinaires des collections tubaires. La palpation abdominale, le toucher rectal, le toucher vaginal donneront d'utiles renseignements sur la nature de la tumeur pelvienne. Mais c'est surtout à la palpation bi-manuelle que l'on aura recours. Elle fera reconnaitre la présence sur l'un des deux côtés de l'utérus, ou sur les deux à la fois, d'une tuméfaction allongée en boudin transversalement, parfois mobile, rattachée à la corne utérine par un pédicule rétréci que l'on peut sentir. D'autres fois, la tumeur est accolée à l'utérus, dont il est difficile de la distinguer ; très souvent on la sentira en arrière dans le cul-de-sac de Douglas qu'elle efface et même fait bomber. Sa consistance, souvent fluctuante, peut être plus ou moins ferme, grâce à la présence des caillots (1).

L'utérus est souvent dévié en avant et sur les côtés. Le speculum ne peut que révéler la situation et l'aspect du col.

Ces différentes manœuvres déterminent fréquemment de vives douleurs, nécessitant même l'emploi du chloroforme. L'anesthésie chloroformique est très utile : non seulement elle épargne au malade les souffrances de l'exploration, mais encore elle facilite considérablement la tâche du chirurgien.

L'analyse des urines a démontré la présence de l'urobiline dans l'hématocèle péri-utérine ; il en est probablement de même dans l'hématosalpinx (Guèmes).

*Marche. — Complications et terminaisons.* — D'une façon générale, l'hémato-salpingite affecte une marche par *saccades* (Bernitz) ; à chaque période cataméniale, il se produit une recrudescence, une exacerbation des phénomènes doulou-

---

(1) Dans un cas de Frankenhaüser, rapporté par Hausamman, on constatait l'existence d'une trompe distendue. En pressant sur cette tumeur, on vit s'écouler, par l'orifice de la matrice, une demi-once d'un liquide teinté de sang.

reux, due probablement à une nouvelle poussée congestive, à une augmentation du contenu de la trompe. Nous avons insisté sur la longue tolérance de l'organisme vis à-vis de ces troubles ; il y a même des cas où l'affection passe pour ainsi dire inaperçue. Cependant, il arrive un moment où, sous l'influence de l'exagération des phénomènes réflexes, l'état général baisse graduellement.

La durée de l'hématosalpinx est très variable ; une collection tubaire peut être tolérée pendant de longues années, mais il est certaines complications qui sont susceptibles d'en hâter la marche. Les plus fréquentes sont les complications inflammatoires du côté du petit bassin. Ce sont ces poussées de périsalpingite qui produisent les adhérences, les tiraillements douloureux, etc. Elles sont très souvent occasionnées par la chute d'une petite quantité de sang dans le péritoine.

D'autres complications sont de véritables modes de terminaison de la maladie. Nous voulons parler de la rupture de la trompe et de la transformation purulente de son contenu. En effet, l'affection peut-elle se terminer antrement? Est-il possible, par exemple, que la trompe se vide par l'utérus? Cela n'est pas douteux ; ce fait s'est réalisé nombre de fois. Mais il est beaucoup plus rare de ne pas voir la collection se reproduire. Terrillon cite un cas où l'hématosalpinx apparaissait au commencement des règles pour se vider après leur disparition ; ces alternatives ont duré trois ans, au bout desquels la collection est devenue définitive. Le même auteur a, dans un autre cas, pratiqué de nombreuses ponctions : chaque fois, la trompe s'est de nouveau remplie. Nous-même avons pu observer le même fait dans le service de M. le Prof. Duret (Observation I).

Le sang s'écoule donc difficilement par l'utérus, ou tout au moins il est rare que la guérison définitive puisse survenir de cette façon. La résorption du sang enkysté est aussi peu fréquente. Ou bien il reste indéfiniment dans le même état, ou bien il se transforme, ou bien encore la trompe, distendue et altérée, éclate en donnant lieu à une hématocèle ou à une hémorrhagie foudroyante.

La transformation de l'hématosalpinx en hydro-salpinx est heureusement assez fréquente. Mais la transformation purulente ne l'est pas moins : les dangers de la pyo-salpingite sont suffisamment connus pour que nous n'ayons pas à insister sur la gravité de cette complication. L'apparition de la fièvre hectique, l'épuisement rapide, plus tard la formation de fistules en seront la conséquence.

La rupture des collections tubaires se produit très souvent. Sous l'influence des hémorrhagies successives, la trompe se distend de plus en plus ; le processus inflammatoire qui suit toujours son cours, altère de plus en plus les parois : celles-ci finissent par céder. Nous avons, du reste, noté l'amincissement considérable qu'elles présentent, dans les cas de grossesse tubaire, au niveau de l'insertion du caillot. Nous n'étonnerons donc personne en disant que les ruptures se rencontrent surtout dans cette variété d'hématosalpinx. Le résultat de l'éclatement de la trompe, c'est l'hématocèle péri-utérine. Nous savons quel cortège symptomatique l'annonce : douleurs vives et brusques dans le ventre, ballonnement, vomissements, sueurs froides, pouls petit, défaillances et même syncope pouvant aller jusqu'à la mort.

Ces ruptures se produisent fréquemment au moment des règles. D'autres fois, on accuse le froid, les violences extérieures, les efforts, le coït, etc. Il semble que ces causes puissent agir en provoquant les contractions des parois de la trompe.

Tout ce que nous venons de dire nous éclaire suffisamment sur le *pronostic* de l'hématosalpinx. Si par lui-même il ne constitue pas un danger immédiat, il est la source de souffrances qui peuvent rendre la vie intolérable ; les dangers auxquels il expose sont de la plus haute gravité.

### Diagnostic.

Le diagnostic des collections tubaires a longtemps été considéré comme impossible. Les difficultés en sont grandes, en effet; mais aujourd'hui que leur histoire clinique est mieux définie, que les méthodes d'exploration sont perfectionnées, les affections des trompes sont couramment reconnues pendant la vie. — L'existence de douleurs dans la région ovarienne, exagérées au moment des règles; la présence dans un des culs-de-sac d'une tuméfaction fluctuante, douloureuse à la pression, souvent séparée de l'utérus par un pédicule rétréci, doit attirer l'attention du côté des annexes. En se basant sur les troubles fonctionnels et les signes physiques, étudiés plus haut, on arrivera très souvent au diagnostic. L'examen sous le chloroforme sera très utile. Il faut avouer cependant que, dans certains cas, l'hésitation est grande et l'erreur possible. Nombreuses, en effet, sont les affections avec lesquelles on peut confondre les collections de la trompe. Nous ne signalerons que très rapidement les signes qui permettent d'éviter ces confusions; ils se trouvent indiqués dans tous les ouvrages.

Dans la *métrite*, il n'y a pas de douleurs spontanées ou provoquées, ni de tumeur dans la région des annexes. Elle a ses signes propres, faciles à constater « de visu » au speculum. Cependant, il ne faut pas oublier que presque toujours l'hématosalpinx s'accompagne de métrite.

Les *déviations utérines*, surtout la rétroflexion, pourraient prêter à confusion. Les caractères de la tumeur, ses rapports avec la matrice, l'exploration vaginale combinée à la palpation abdominale, le cathétérisme utérin permettent de la reconnaître.

Un *kyste de l'ovaire* au début pourrait en imposer pour une collection tubaire. Cependant des troubles fonctionnels n'apparaissent que quand le kyste est trop volumineux pour être méconnu. Dans l'hématosalpinx, au contraire, ils existent dès l'apparition de l'hémorrhagie.

Les *kystes du ligament large*, pas plus que ceux de l'ovaire, ne donnent lieu dès le début à des troubles fonctionnels. De plus, ils sont franchement latéraux, accolés à l'utérus et non séparés de lui par une portion rétrécie ; ils ont une forme globuleuse, refoulent le cul-de-sac vaginal beaucoup plus que l'hématosalpinx.

Les *corps fibreux* de l'utérus sont plus difficiles à différencier ; on a, en effet, une tumeur saillante dans un cul-de-sac, souvent douloureuse, s'accompagnant de métrorrhagies. Un examen attentif fera reconnaître l'intimité de ses rapports avec l'utérus, sa consistance ferme ; le cathétérisme rendra de grands services en dénonçant l'augmentation de la cavité utérine.

L'*hématocèle rétro-utérine* reconnaît souvent pour cause un hématosalpinx ; il importe néanmoins de la distinguer. On y arrivera par le caractère brusque de son apparition, par les signes physiques auxquels elle donne lieu : tuméfaction molle et fluctuante au début, qui s'indure ensuite par organisation des caillots.

La *grossesse tubaire* aboutit très fréquemment à l'hématosalpinx par mort précoce de l'embryon ; elle peut cependant évoluer comme toutes les grossesses extra-utérines. Elle en présente alors tous les signes : symptômes réflexes de la grossesse ordinaire, expulsion d'une caduque, rupture avec signes d'hémorrhagie interne, signes de compression, faux travail, etc.

Nous le voyons, avec un peu d'attention, le diagnostic de collection tubaire peut souvent être posé. Mais est-il possible de reconnaître la nature du contenu de la trompe ? Est-il possible de diagnostiquer l'hématosalpinx de l'hydro et du pyosalpinx ? Oui, et cela a été fait dans bon nombre de cas. Ce diagnostic se basera surtout sur une étude réfléchie des troubles fonctionnels. L'existence de douleurs continues, régulièrement exagérées à la période menstruelle, sans grand retentissement sur l'état général, fera songer à l'hématosalpinx. Le diagnostic sera singulièrement facilité si l'on observe, en même temps qu'une diminution de la tumeur, un écoulement de sang altéré par l'orifice du col utérin. La rupture de la trompe, s'accompagnant des signes d'une hématocèle péri-utérine, sera en faveur de l'hématosalpinx. L'*absence de fièvre* est un signe très important à considérer ; il faut enfin noter l'unilatéralité fréquente des lésions.

Dans le pyo-salpinx, il y a un état fébrile permanent ; les exacerbations douloureuses sont moins régulières, la cachexie est rapide. Il succède à une inflammation violente, à une infection puerpérale ou gonorrheïque intense. La tumeur est très adhérente ; sa rupture s'accompagne d'une péritonite souvent mortelle ; par l'utérus, s'écoule parfois du pus. Quand les fistules terminales existent, il n'y a plus de doute. Très souvent les lésions sont doubles.

L'hydrosalpinx est le résidu d'une inflammation très ancienne ; les symptômes fonctionnels sont moins accusés que dans l'hématosalpinx ; les lésions sont fréquemment aussi bi-latérales. Le volume très considérable de la tumeur salpingienne et l'absence d'adhérences étendues sont plutôt en faveur de l'hydrosalpinx (Pozzi). Sa rupture est très rare ; elle détermine des accidents péritonéaux souvent passagers.

Lorsque l'on hésite à établir un diagnostic, il reste un moyen d'une efficacité certaine : c'est la *ponction exploratrice* par le vagin. On l'a considérée comme très dangereuse ; on l'a accusée de nombreux méfaits : blessure de l'intestin, effusion de liquide septique (Pozzi). Sauf les cas où la tumeur est réellement trop éloignée du cul-de-sac vaginal, elle peut, selon nous, être employée sans danger. Pratiquée avec toutes les précautions antiseptiques, avec un appareil réalisant une aspiration parfaite, elle ne détermine aucun accident. Elle fera non seulement le diagnostic entre une tumeur solide et une tumeur liquide, mais encore elle fera reconnaître la nature du contenu de la trompe.

Quant à l'*incision exploratrice*, il nous est impossible de la considérer autrement que comme le premier temps d'une intervention chirurgicale plus étendue.

**Traitement.**

Le traitement des lésions inflammatoires des annexes est aujourd'hui bien connu. Il ne diffère pas, pour l'hémato-salpinx, de celui des autres variétés de salpingite.

Nous avons peu à espérer des procédés médicaux; nous savons que la résorption du sang enkysté dans la trompe n'a guère été observée. De plus, l'évacuation de l'épanchement par l'« ostium uterinum », problématique dans beaucoup de cas, n'a jamais été suivie de guérison durable : la trompe, une fois vidée, se remplit de nouveau. Nous n'insistons donc pas sur les révulsifs ou les émollients. Le repos sera seulement utile pour calmer les douleurs et surtout prévenir les ruptures de la trompe. Le traitement de la métrite n'est pas plus efficace.

Le cathétérisme des trompes est une illusion. La pression bi-manuelle pourra vider la trompe de son contenu ; mais, pas plus que les moyens précédents, elle n'amènera de guérison définitive. De plus, elle expose aux ruptures.

La ponction est un procédé long et infidèle, qui doit être répété souvent, et qui aboutit rarement à la rétraction de la poche tubaire.

Il paraît aujourd'hui admis, sans conteste, que le seul traitement rationnel de l'hématosalpinx, c'est l'ablation des annexes. Jusqu'en ces derniers temps, la salpingectomie par la voie abdominale était le seul procédé employé Les succès de Lawson-Tait, Hegar, Martin, Terrillon, Pozzi et tant d'autres l'avaient placée presque au même rang que l'ovariotomie. Mais tout récemment, Segond, par une importante communication à la Société de Chirurgie de Paris (1891), a ouvert une nouvelle voie aux chirurgiens en proposant l'hystérectomie vaginale pour les suppurations pelviennes (1). Il ne nous appar-

(1) La castration utéro-ovarienne, pour inflammation des annexes, a été pratiquée la première fois par M. Péan qui en a fait l'objet d'une communication au Congrès de Berlin (1890).

tient pas de prendre part aux débats qui, cette année encore, ont occupé une si grande place dans les travaux du Congrès de Gynécologie de Bruxelles. Qu'il nous soit permis cependant de faire remarquer (et nous ne faisons en cela que reproduire une objection de M. le Professeur Duret), qu'il est souvent difficile de diagnostiquer l'unilatéralité ou la bilatéralité des lésions; seule, la laparotomie permettra de respecter des annexes reconnues saines pendant l'opération.

L'unilatéralité est, du reste, fréquente dans l'hématosalpinx.

Les procédés employés pour l'extirpation des annexes ne sont plus à décrire. Nous n'insisterons pas non plus sur les résultats opératoires, ni sur les statistiques : ils sont suffisamment connus (v. Traité de Gynécologie de Pozzi). Nous ferons néanmoins, sur la gravité de la salpingectomie pour collection sanguine, quelques réflexions que nous suggère la lecture de nos observations. — Notre statistique n'est pas brillante, tant s'en faut; sur 3 opérées, nous avons eu le regret de constater 2 morts. Une telle mortalité n'a jamais été observée pour les cas de pyo-salpingite les plus graves, opérés par M. Duret. Et pourtant, les auteurs sont d'accord pour affirmer la gravité moindre de l'ablation de l'hématosalpinx. Nous serions presque tenté de croire le contraire; nous supposerons plutôt qu'il y a eu, indépendamment des manœuvres opératoires, une cause d'infection cachée. Du reste, il faut remarquer que, dans les deux cas suivis de mort, les manœuvres ont été très multipliées et très laborieuses, en raison des adhérences nombreuses et résistantes qui fixaient les annexes aux organes voisins.

## Observations.

### Observation I.

*Hémato-salpingite. — Ablation des annexes par la voie abdominale. — Guérison.*

Marie D..., journalière, 31 ans, entre dans le service de M. le Prof. Duret, le 12 janvier 1892. Cette femme a eu deux enfants : ses premières couches furent bonnes ; mais, après son second accouchement, il y a cinq ans, elle présenta des accidents de pelvi-péritonite qui nécessitèrent un séjour de sept semaines à l'hôpital. Depuis cette époque, les menstruations furent toujours irrégulières : les règles étaient souvent abondantes ; des douleurs persistantes se montraient dans le côté du bas-ventre et augmentaient d'intensité au moment des règles A quatre ou cinq reprises, elle eut du ballonnement du ventre, accompagné de vomissements et de douleurs plus vives.

Il y a quatre semaines, la malade aurait fait une perte de deux mois. Elle ne prit aucun soin à la suite de cet avortement : aussi les accidents qu'elle avait présentés du côté du petit bassin s'aggravèrent immédiatement : le ventre se ballonna, les vomissements reparurent, les douleurs devinrent beaucoup plus intenses. Au bout de quelques jours, ces phénomènes aigus cessèrent ; mais la malade continuait à souffrir du côté gauche ; elle avait des métrorrhagies, alternant avec de la leucorrhée. Elle se décida enfin à entrer à l'hôpital

A son entrée, on constate que le ventre est très sensible au niveau du petit bassin, principalement du côté gauche, où l'on sent une tuméfaction profonde, rénitente. Par le toucher vaginal, il est très facile de constater que le cul-de-sac latéral gauche est effacé et rempli par une masse assez volumineuse ; la fluctuation est nettement obtenue par le palper bi-manuel. La pression, indolore au niveau des autres culs-de-sac, réveille, au contraire, une vive douleur dans le cul-de-sac gauche.

Au speculum, le col est à peu près normal ; son orifice donne issue à du mucus teinté de sang.

La malade ne présente pas d'élévation de température.

On porte le diagnostic de collection tubaire : l'absence de fièvre fait croire qu'elle n'est pas purulente, et qu'il s'agit peut-être d'un hématosalpinx.

La collection étant facilement accessible par le vagin, M. Duret se décide à l'ouvrir par cette voie. Après lavage antiseptique du conduit vaginal, une ponction à l'aide d'un trocart Potain est pratiquée le 14 janvier, dans le cul-de-sac gauche. Cette ponction donne issue à un liquide d'un rouge noirâtre, à consistance sirupeuse, qu'il est facile de reconnaître pour du sang épanché depuis quelque temps. On avait donc bien affaire à un hématosalpinx. On recueillit à peu près trois cuillerées de sang. L'évacuation fut suivie de plusieurs injections de sublimé à 1 p. 1000 dans la poche. Le vagin fut ensuite bourré de gaze iodoformée.

Les jours suivants, pas de réaction fébrile. Le pansement renouvelé tous les deux jours, revient teinté de sang ; les douleurs persistent dans la fosse iliaque gauche ; elles se montrent également à droite. Le 1er février, un nouvel examen nous donne les résultats suivants : la palpation abdominale révèle l'existence d'une tuméfaction en forme de boudin allongé transversalement à gauche de la partie supérieure de l'utérus. Le toucher vaginal montre cette masse occupant le cul-de-sac gauche et se prolongeant un peu en arrière de la matrice.

La ponction vaginale avait manifestement été insuffisante ; la persistance des accidents justifiait une opération plus radicale, la laparotomie. Elle fut pratiquée le 10 février, par M. le Prof. Duret.

L'abdomen est ouvert par une incision étendue du pubis à quelques centimètres au-dessous de l'ombilic. La main du chirurgien, introduite dans la cavité péritonéale, rompt quelques adhérences et rencontre, dans le petit bassin, une masse rénitente, située à gauche et en arrière de l'utérus. Ses rapports avec la matrice montrent bien qu'elle est formée par la trompe distendue en boudin et contournée plusieurs fois ; en même temps que ces sinuosités, la trompe a décrit un mouvement total de rotation tel que son extrémité péritonéale, entraînant avec elle l'ovaire, est venue se mettre en rapport avec le cul-de-sac de Douglas. C'est cette extrémité que l'on sentait dans le cul-de-sac postérieur du vagin.

La trompe ainsi modifiée dans sa forme et son volume présente de nombreuses adhérences qu'il est assez facile de déchirer avec le doigt. Elle est alors attirée au dehors : son pédicule, formé par la partie la plus interne restée saine, est saisi, solidement lié et sectionné près de l'utérus. A droite, la trompe est augmentée de volume ; l'orifice péritonéal est oblitéré, les franges du pavillon atrophiées. On extirpe aussi les annexes de ce côté.

Lavage du péritoine à l'eau distillée bouillie. Suture de la paroi au crin de Florence.

*Suites opératoires.* — Le soir même, la température était de 37°7. Nuit très agitée : la malade tenta même de se lever.

Le 11 au matin, T. 38°. P. 104. — Le soir, T. 38°2. P. 104.

Le 12 au soir, la température qui était de 37°8 le matin, monte à

38°8, en même temps la malade se plaint vivement de son ventre. Ces douleurs augmentent pendant la nuit.

Le 13 au matin, T. 40°2. P. 112. Le pansement est enlevé : on trouve le ventre ballonné, tendu, très douloureux à la pression. On enlève cinq ou six points de suture. La plaie abdominale ainsi ouverte donne issue à quelques gouttes de sérosité sanguinolente. Deux drains sont introduits avec précautions dans la plaie. Application de glaces sur le ventre.

Le soir, la température tombe à 38°5 ; le pouls reste fréquent (118). Le ventre est toujours douloureux et tendu. Le pansement est peu souillé.

Le 14, légère accalmie : le ventre est douloureux encore, mais moins tendu. Un seul vomissement la nuit. Le pansement est renouvelé : une pression légère exercée sur le ventre de chaque côté de la plaie donne issue à une cuillerée environ de sérosité sanguinolente. Langue saburrale, humide. Fièvre presque nulle. T. 37°7. P. 116. — Le soir, T. 39°.

Le 15, la fièvre persiste (39°2), le pouls est à 100. Le ventre est toujours tendu, mais les douleurs sont moins généralisées : elles se localisent de préférence à droite de la plaie. Le pansement n'est guère souillé. Application de glace. Température vespérale : 39°7. Pouls : 120.

Le 16 au matin, T. 38°7. P. 104. Les symptômes abdominaux ne sont pas modifiés. Les drains, par lesquels ne s'écoule aucun liquide, sont enlevés. La malade est incommodée par une angine avec coryza intense ; du pharynx et du nez se détachent des mucosités épaisses et *sanglantes*. Collutoire au borax de soude. L'angine et le coryza persistent avec ce caractère pendant plusieurs jours.

18 février. — En présence de la persistance de la fièvre (39°) et des phénomènes douloureux qui se montrent au voisinage de la plaie abdominale, il est naturel de penser à l'existence d'une collection. Une zone de matité, une tension plus accentuée, une douleur plus vive font croire que cette collection siège à droite de la plaie Une sonde cannelée, conduite dans cette direction, ouvre une poche de laquelle s'échappe un liquide séro-sanguin, couleur de vin rouge vieux ; la quantité peut en être évaluée à 250 grammes environ. La sonde cannelée introduite plus profondément ouvre une seconde poche qui renferme une quantité égale d'un liquide trouble, dont

l'aspect et la coloration font conclure immédiatement à une collection sanguine en voie de suppuration. Un drain est introduit au fond de cette poche ; la plaie est saupoudrée d'iodoforme.

Le 18 au soir, la température tombe à 38°8. La fièvre est nulle les jours suivants. La guérison se poursuit sans autre incident qu'une poussée fébrile passagère due à la formation d'une nouvelle collection, peu abondante cette fois.

*Pièces pathologiques.* — Les lésions de la trompe gauche siègent sur ses deux tiers externes. A ce niveau, l'oviducte est distendu au point d'acquérir le volume de trois doigts réunis. Il forme un cylindre bosselé, très sinueux, terminé du côté de l'ovaire par un cul-de-sac arrondi. Du pavillon, il ne reste aucune trace ; son orifice est complètement oblitéré. L'orifice de section est, au contraire, perméable : on peut, par la pression, faire sourdre de ce côté un sang noirâtre, sirupeux. Sur toute sa surface, la trompe présente des travées fibreuses, restes des adhérences anciennes. L'ovaire lui est relié par un pédicule court ; il est gros, et présente lui aussi des traces d'ancienne inflammation.

A l'incision de la trompe, liquide noirâtre, presque sirupeux. Les parois semblent arrivées à leur maximum de distension ; elles sont, en effet, très amincies. En certains points, le contenu apparaît par transparence ; en d'autres, il y a de l'épaississement. On trouve deux ou trois hématomes interstitiels, saillants dans la paroi. La cavité est subdivisée en trois loges à peu près égales par deux cloisons incomplètes. La face interne est presque lisse ; les végétations sont rares. En somme, le processus inflammatoire a subi un arrêt notable de par la distension.

A la coupe, l'ovaire présente deux kystes du volume d'un pois.

La trompe droite est congestionnée et renferme une petite quantité d'un liquide limpide. Son orifice péritonéal est oblitéré.

Nous ne reviendrons pas sur ce que nous avons dit de cette observation au cours de notre travail. Pour nous, il n'est pas douteux que nous nous soyons trouvé en présence d'une hémato-salpingite essentielle. Nous ne constatons ici aucun des signes de la grossesse tubaire avortée. Signalons encore les accidents hémorrhagiques qui se sont présentés après l'opération.

### Observation II.

*Hémato-salpingite et hématocèle rétro-uterine.*

Notre second cas est celui d'une femme âgée de 42 ans, ménagère, entrée dans le service de M. le Professeur Duret le 10 mars 1892.

Philom. Fr .. n'a pas d'antécédents morbides ; elle a eu huit enfants, le premier il y a 18 ans, le dernier il y a 6 ans. Les couches ont toujours été bonnes. Il y a dix ou douze ans cependant, elle a commencé à souffrir dans le bas-ventre. Ces douleurs ont persisté, mais elles n'ont jamais été assez intenses pour l'empêcher de travailler. Les règles ont toujours été normales, peut-être un peu prolongées.

Il y a trois mois, brusquement, sans cause appréciable, les douleurs ont pris un caractère d'acuité toute spéciale, et ont forcé la malade à cesser immédiatement son travail et à se coucher. Elle a gardé le lit pendant quatre semaines et n'a pu reprendre ensuite ses occupations, à cause de la persistance des douleurs. En aucun moment, elle n'a eu de vomissements, ni de ballonnement du ventre.

Les douleurs éprouvées par la malade sont continuelles, avec des exaspérations ; elles consistent en de fortes coliques, prononcées surtout dans la fosse iliaque gauche, s'irradiant vers le périnée et la cuisse gauche.

Les règles sont souvent prolongées ; dans leur intervalle, pas de leucorrhée. La miction est normale, mais la défécation est pénible.

*Examen direct.* — Le palper abdominal réveille de la douleur dans la région ovarienne gauche. Au toucher, le col paraît gros, un peu descendu, situé derrière le pubis. Derrière lui, dans le cul-de-sac postérieur, se trouve une tumeur arrondie, du volume d'une grosse pomme, paraissant se continuer avec l'utérus ou lui être accolé. Elle ressemble assez au fond de la matrice un peu augmentée de volume ; elle est peu mobile ; entre elle et l'utérus, se trouve une rainure assez profonde. Elle est douloureuse à la pression, sa consistance est ferme. Par le palper bi-manuel, on la saisit facilement entre les deux mains. Les annexes du côté droit, saisies entre les doigts, ne présentent ni sensibilité, ni augmentation de volume.

Par le toucher rectal, le doigt arrive aussi sur cette tumeur ; il ressent toujours la sensation que donnerait le fond de l'utérus hypertrophié ; on n'arrive guère à la mobiliser.

Le speculum montre un col gros, ulcéré autour de l'orifice. L'hystéromètre pénètre facilement à 8 centim. ; en en faisant basculer le manche de haut en bas, on relève le fond de l'utérus qui devient accessible derrière la paroi abdominale. Le toucher rectal pratiqué alors révèle toujours la présence de la même tumeur dans le cul-de-sac postérieur ; dans cette position de l'utérus, la tumeur est mobile et paraît presque indépendante de la matrice, ou tout au moins ne lui est rattachée que par un pédicule étroit. Il ne s'agit donc pas du fond de l'utérus rétrofléchi. M. Duret porte le diagnostic d'ovario-salpingite enkystée.

La laparotomie est pratiquée le 14 mars.

Toutes les précautions antiseptiques sont prises. La paroi abdominale est incisée suivant une ligne étendue du pubis, à quelques centimètres au-dessous de l'ombilic. La main du chirurgien, plongée dans le cul-de-sac de Douglas, y rencontre une tumeur friable, adhérente sur tout son pourtour, qui, amenée entre les lèvres de la plaie abdominale, est prise d'abord pour la trompe gauche distendue par une collection sanguine. Le décollement des adhérences est très laborieux ; le ligament large est saisi à sa base entre les mors d'une pince, puis lié et incisé. Les parois du cul-de-sac de Douglas restent anfractueuses ; cependant, un nettoyage soigneux pratiqué avec des éponges ne ramène que peu de débris sanguins.

L'examen des annexes droites fait reconnaître l'existence, au niveau de l'ovaire, d'adhérences multiples et d'un petit kyste hématique ; leur ablation est pratiquée suivant les procédés ordinaires.

Après lavage soigné du péritoine à l'eau distillée bouillie, la paroi abdominale est fermée par des sutures au crin de Florence.

La malade a succombé au 5e jour à une septicémie péritonéale sans inflammation ; la cause de l'infection nous échappe.

*Pièces pathologiques.* — La pièce importante est constituée par les annexes gauches, auxquelles est appendue une tumeur toute spéciale. L'ovaire présente à sa périphérie des néoformations fibreuses qui témoignent d'une ovarite ancienne. La trompe, tortueuse, repliée sur elle-même et entourée de fausses membranes, est dilatée dans la partie située immédiatement en dedans du pavillon ; celui-ci est presque normal, son orifice n'est pas oblitéré. Aux franges les plus inférieures du pavillon est suspendue, par des tractus fibreux, une masse de caillots sanguins, noirâtres, très friables, renfermés dans une sorte de coque incomplète qui a été déchirée pendant l'opération ; l'examen histologique pourrait seul dire si cette coque est organisée ou formée simplement par des strates fibrineux. La masse formée par ces caillots a le volume d'une mandarine : elle était située au fond du cul-de-sac de Douglas, entraînant avec elle la trompe et l'ovaire gauches.

A l'ouverture de la trompe, on constate dans la portion dilatée située en dedans du pavillon, la présence d'un *liquide hématique*, couleur chocolat ; à ce niveau, la muqueuse est tomenteuse, les plis longitudinaux ont disparu.

L'examen des pièces met donc en évidence l'existence d'une ovario-salpingite ancienne ; il y a eu hémorrhagie tubaire, puisque nous avons trouvé une collection sanguine dans la trompe. Mais, dans ce cas, l'orifice péritonéal étant resté perméable, le sang s'est presque totalement écoulé dans le cul-de-sac de Douglas pour s'y enkyster et former la masse que nous avons décrite.

## Observation III.

*Hématosalpinx d'origine placentaire.*

Bl... Marie, âgée de 27 ans, entre à l'hôpital de la Charité dans le service de M. le Prof. Duret, pour des douleurs abdominales qui, d'après son dire, ont débuté il y a quelques mois seulement.

Elle a eu ses premières règles à 16 ans, elles ont toujours été normales. A 20 ans, premier accouchement : les suites de couches sont bonnes. Après l'accouchement, des pertes blanches persistèrent pendant plusieurs mois et, consécutivement, apparut, à l'occasion des règles ou d'une fatigue, une légère douleur dans le côté droit.

A 22 ans, deuxième enfant. La malade se place comme nourrice pendant 20 mois. Durant tout ce temps, sa santé est excellente ; elle se plaint néanmoins de douleurs qu'elle qualifie de migraines et de névralgies. Quand elle cessa d'allaiter, le point douloureux du côté droit reparut ; son intensité s'exagérait à chaque époque menstruelle, et à l'occasion de fatigues exceptionnelles. Il faut croire cependant qu'il était supportable, puisque la malade pouvait se livrer quotidiennement à des travaux pénibles : elle cirait des parquets, faisait des lessives, etc.

Au mois de février (vers le 17), elle constata que ses règles se prolongeaient au-delà de leurs limites habituelles, pendant 8 jours ; le sang était d'ailleurs moins teinté que d'habitude ; il semblait mélangé avec de l'eau. Dans le mois qui suivit, des douleurs survinrent dans le bas-ventre sans qu'un exercice quelconque les eût provoquées, et vers le 10 mars, le retour des règles fut particulièrement pénible. Le sang était très abondant, mais au milieu du 3e jour, l'écoulement fut subitement interrompu. En même temps, de violentes douleurs abdominales forcèrent la malade à s'aliter. Ces dernières se montrèrent d'abord dans le flanc droit, remontèrent vers l'épigastre et la région de l'hypochondre gauche ; le ventre se ballonna, des envies de vomir survinrent, et une certaine anxiété respiratoire persista pendant plusieurs jours. On appliqua sur le ventre, d'une façon continue, des cataplasmes laudanisés, au bout d'une semaine, ces phénomènes s'amendèrent ; il persista seulement une douleur sourde dans le bas-ventre. Cette dernière s'est localisée depuis plus spécialement dans la fosse iliaque droite.

Les mictions sont très fréquentes et douloureuses ; la malade est obligée de se lever pour uriner. La défécation se fait régulièrement tous les jours, et sans douleur aucune.

L'appétit, qui avait diminué depuis un mois, renaît en ce moment. Mais la malade se sent malgré cela très faible. Elle ne peut se livrer à aucun travail, le moindre effort la fait transpirer.

La palpation est douloureuse dans la fosse iliaque droite et aussi, mais à un degré beaucoup moindre, sur la ligne médiane et dans la fosse iliaque gauche. Elle fait reconnaître une tumeur occupant toute la fosse iliaque droite, l'hypogastre, et se prolongeant dans la fosse iliaque gauche. — Le toucher permet de constater que le col est légèrement abaissé et porté en arrière, et que la matrice est comme enclavée dans une masse rénitente qui déprime légèrement le cul-de-sac postérieur et latéral gauche, et très fortement le cul-de-sac antérieur et latéral droit.

Cette masse s'étend à droite jusqu'aux limites de l'excavation, mais du côté gauche un certain espace la sépare encore de la paroi osseuse.

Au palper bi-manuel, on s'aperçoit que la tumeur est fixe, qu'elle est allongée transversalement, qu'elle a la forme d'un ovoïde irrégulier, dont la grosse extrémité serait à droite, que la matrice enfin paraît soudée dans sa masse. Elle a à peu près le volume d'une tête de fœtus.

L'exploration était tellement douloureuse qu'elle a exigé l'emploi du chloroforme.

Le diagnostic est celui d'ovario-salpingite.

Sous l'influence de quelques jours de repos, l'état de la malade s'améliore considérablement ; les douleurs sont presque abolies. La température, prise matin et soir, est normale. La malade sort de l'hôpital le 24 avril.

Elle y rentre le 16 mai. Les douleurs spontanées sont peu accusées, mais la malade ne peut se livrer à un travail régulier, ni fatigant. Les mêmes signes physiques persistent. Pas de règles en avril et mai.

L'intervention chirurgicale est décidée le 20 mai 1892.

Elle est pratiquée par M. Duret.

Incision sous-ombilicale de 7-8 centimètres. L'épiploon adhérent est décollé et refoulé en haut. La surface de la tumeur apparaît alors rougeâtre, très vascularisée ; sa consistance est molle, presque rénitente. Ses adhérences sont nombreuses et résistantes ; il y a une véritable symphyse. Une ponction à l'aide d'un trocart Potain ne ramène rien ; mais le trocart enlevé, l'orifice de la ponction donne issue à une bouillie noirâtre (caillots). Le chirurgien essaie de contourner la tumeur et de détruire ses adhérences ; le volume de la poche le gênant, il l'incise au bistouri sur une étendue de 1 cent. 1/2 : une grande quantité de caillots cruoriques s'en échappe. Les manœuvres deviennent alors plus faciles ; les adhérences avec les parois du petit bassin sont rompues les unes après les autres. A noter : en arrière, adhérence à une anse intestinale, en avant à un diverticule de la vessie, et au fond de l'utérus. Le pédicule est formé contre le bord droit de la matrice. Lavage très abondant du péritoine. Drainage au moyen de deux tubes placés l'un en avant, l'autre en arrière de l'utérus. Suture de la paroi au crin de Florence.

Mort au 5e jour. A l'autopsie, on trouve du pus dans le petit bassin ; les anses intestinales sont très congestionnées, et présentent par places quelques dépôts fibrineux. Le pédicule est sain.

*Pièces pathologiques.* — La tumeur enlevée a un peu plus du volume du poing d'un adulte. Elle est irrégulièrement arrondie, d'une coloration rougeâtre très prononcée. Sa surface présente quelques dépressions et sillons sinueux ; elle est tapissée sur toute sa périphérie de nombreux débris d'adhérences. Nous retrouvons à la partie postéro-supérieure l'ovaire qui lui est étroitement accolé et qu'il est impossible de détacher. Un peu en avant de lui, à peine visible, se trouve un petit orifice qui paraît être l'orifice de section de la trompe.

En y introduisant une branche de ciseaux très fins, on arrive à faire une section longitudinale de la trompe. Elle contourne la partie supérieure de la tumeur, en s'enroulant autour d'elle. Sur une étendue de 15 mm. environ, l'oviducte a conservé son calibre normal; la muqueuse a conservé ses franges longitudinales; la paroi a subi une hypertrophie manifeste.

A 15 mm. de l'orifice, la trompe se dilate brusquement; sa cavité atteint les dimensions d'un gros œuf de pigeon; elle renferme un caillot ovoïde, à grosse extrémité interne, qui la remplit à peu près complètement. La surface de ce caillot, peu rugueuse, adhère peu ou point à la paroi de la cavité, sauf en une zone de l'étendue d'une pièce de 50 centimes, où l'adhérence est intime; il faut une traction forte pour le décoller. On trouve alors, au niveau de cette zone d'insertion, de nombreux petits filaments grêles. Au même point, la paroi de la poche est amincie.

A la coupe, le caillot a un aspect homogène, sauf vers le centre où se trouve un caillot plus récent, à surface lisse, indépendant du premier, qui semble lui former une enveloppe; au niveau de la base d'insertion du caillot, cette indépendance n'existe plus : les deux caillots se confondent l'un avec l'autre.

La paroi est lisse, épaissie dans la portion utérine, amincie dans la portion externe.

Au-dessous de la trompe existe une vaste poche du volume d'une grosse orange, à parois épaisses de 2 à 3 mm., adhérente à la trompe qui forme crosse au-dessus d'elle. La paroi interne est tapissée de débris de caillots adhérents, irrégulièrement disséminés dans toute la poche. Celle-ci renfermait 270 grammes de caillots cruoriques. Que penser de cette poche? Ses parois si nettement différenciées, si épaisses, éloignent l'idée d'une hématocèle enkystée, mais non d'une façon absolue. De plus, cette poche est en communication avec la trompe par un conduit qui pourrait bien n'être qu'artificiel cependant. Quoiqu'il en soit, que ce soit une hématocèle enkystée ou un diverticule de la trompe énormément dilatée, là n'est pas pour nous le fait intéressant. Ce qu'il faut noter, ce sont les caractères extérieurs de la première cavité qui, elle, est certainement la trompe. Nous y retrouvons tous les caractères macroscopiques d'une grossesse tubaire avortée (v. le chapitre de l'anatomie pathologique). Nous sommes en droit d'affirmer dans ce cas l'origine placentaire de l'hématosalpinx.

L'examen histologique, dû à l'obligeance de M. le Professeur Augier, a démontré la ressemblance frappante, avec les villosités choriales, des filaments grêles dont nous avons signalé l'existence au niveau de la zone d'insertion du caillot.

De l'étude de nos observations, nous pouvons conclure, et c'est par là que nous terminerons, que, en dehors des cas où il existe une atrésie congénitale, l'hématosalpinx reconnaît deux grandes causes : l'inflammation de la trompe et la grossesse tubaire. Il est de plus en plus démontré que cette dernière occupe une place importante dans la pathogénie du kyste sanguin de l'oviducte, mais il n'en reste pas moins vrai que l'hémato-salpingite existe dans un très grand nombre de cas, indépendamment de toute fécondation intra-tubaire.



Lille Imp. L. Danel.

www.ingramcontent.com/pod-product-compliance
Ingram Content Group UK Ltd.
Pitfield, Milton Keynes, MK11 3LW, UK
UKHW020414220726
13923UKWH00004B/1944

9 782019 644536